DU NERVOSISME

ET

DES NÉVROPATHIES

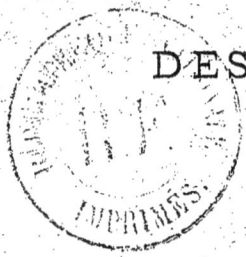

~~~~~

TRAITEMENT THERMAL

HYDROTHÉRAPIQUE

A

CAPVERN

Par le Dr SANCERY

MÉDECIN CONSULTANT A CAPVERN

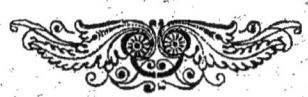

PAU

IMPRIMERIE VIGNANCOUR. — F. LALHEUGUE IMPRIMEUR.

1883

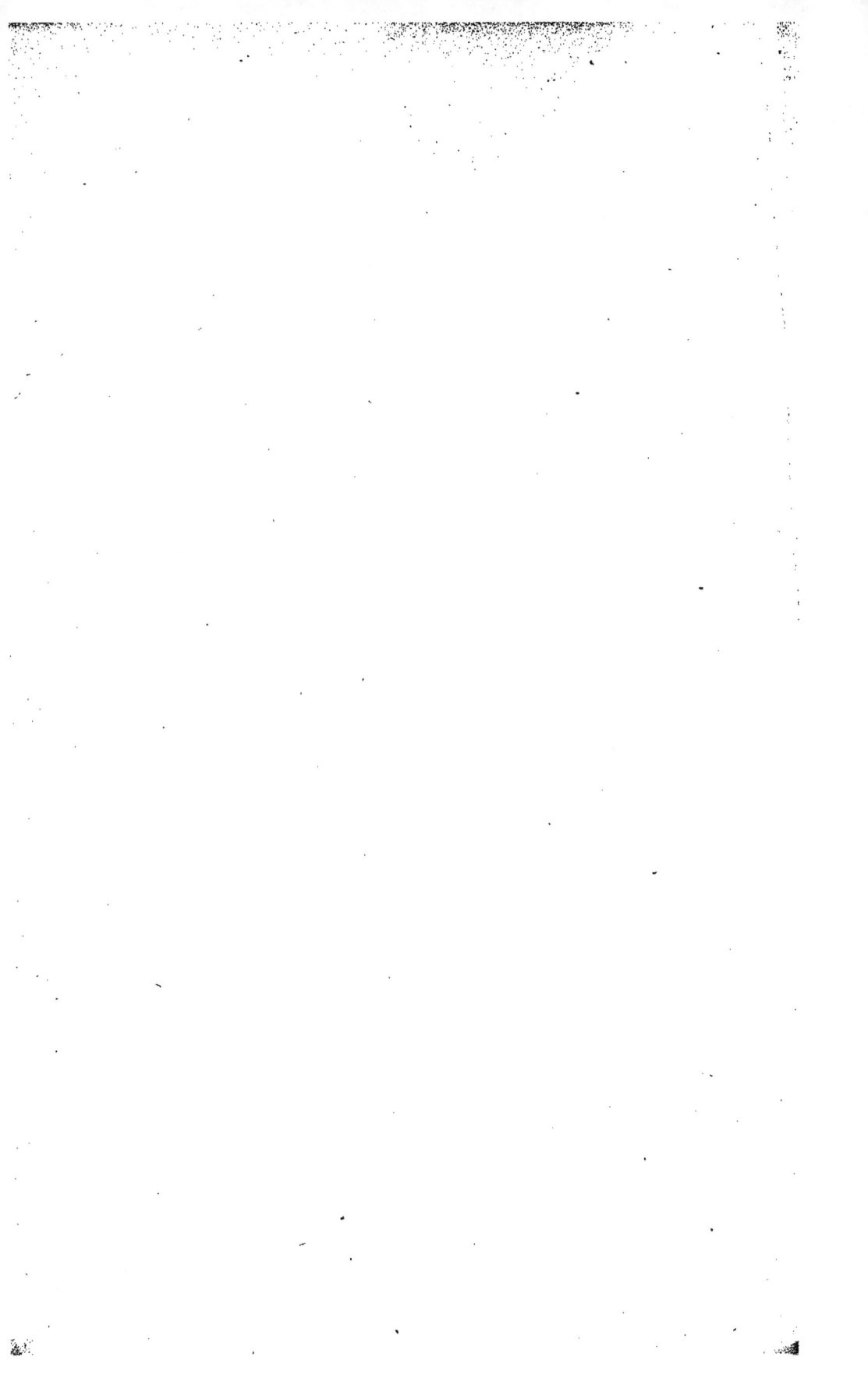

DU NERVOSISME

ET

DES NÉVROPATHIES

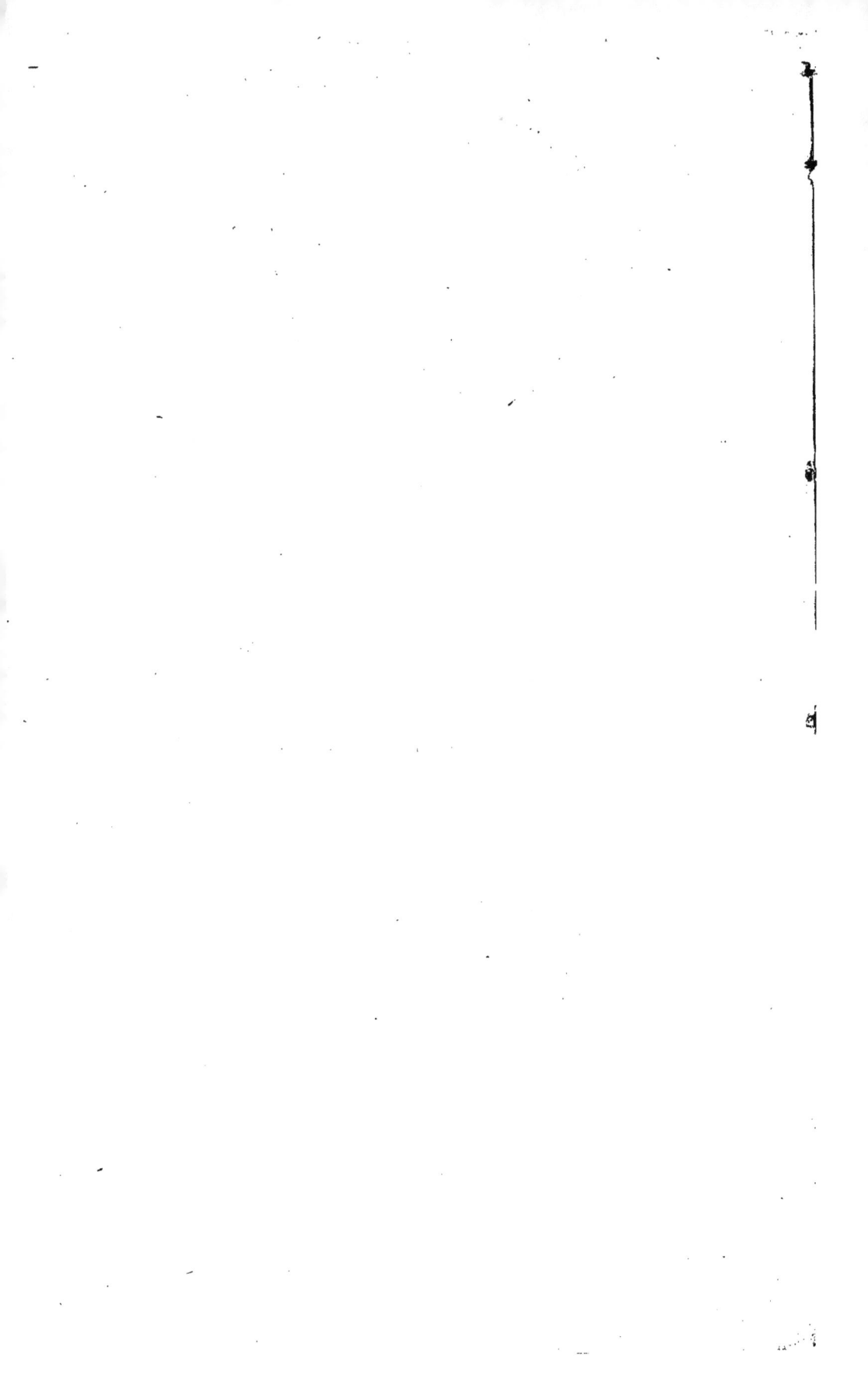

DU NERVOSISME

ET

DES NÉVROPATHIES

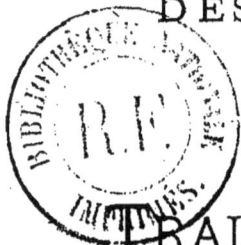

～～～

TRAITEMENT THERMAL

HYDROTHÉRAPIQUE

À

CAPVERN

Par le Dr SANCERY

MÉDECIN CONSULTANT A CAPVERN

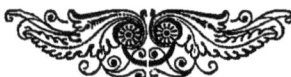

PAU

IMPRIMERIE VIGNANCOUR. — F. LALHEUGUE IMPRIMEUR.

———

1883

AVANT-PROPOS

~~~~~~~~~~

Nous abordons aujourd'hui un sujet bien délicat, objet de polémiques et de controverses sur lequel il est probable que l'on discutera bien longtemps encore, tant au point de vue des causes qu'au point de vue de la curation des accidents qu'il produit, et pour lequel on a vu et l'on verra les champions opposés entrer en lice pour essayer de substituer les doctrines matérialistes aux doctrines spiritualistes, l'organicisme au vitalisme.

Le *nervosisme*, cet état protéiforme qui s'attaque à toutes les grandes fonctions de l'économie et qui les trouble plus ou moins profondément, est à la fois, on ne peut le nier, d'essence matérielle et d'essence morale : qu'il dérive de l'une ou de l'autre cause, ou des deux simultanément, par l'influence réciproque du moral sur le physique, nous croyons que le moyen héroïque pour le guérir ou pour l'atténuer, c'est le traitement thermal, aidé de l'hydrothérapie, surtout dans les cas si nombreux où l'on a mis inutilement en usage l'arsenal thérapeutique des antispasmodiques et des toniques les plus variés.

Nous tenant donc à égale distance des théories et des doctrines opposées, nous nous bornerons à traiter la question des *névropathies* et des *accidents nervosiques* au point de vue exclusivement thermal, faisant part à nos lecteurs de ce qui a pu nous frapper dans la cure ou la modification favorable par les eaux de Capvern, de ces états maladifs qui deviennent de jour en jour plus fréquents.

Pau, avril 1883.

INTRODUCTION

~~~~~~~~~~~~~~~~

Examen des causes qui produisent les accidents névropathiques

Les causes matérielles, morales et sociales qui ont contribué et contribuent encore à produire dans le monde moderne les affections nervosiques et névropathiques sont nombreuses. Tout le monde les connaît; aussi nous en parlerons succinctement.

L'excès de bien être, de nourriture, la suranimalisation du sang par des aliments trop choisis et trop excitants; le manque ou l'insuffisance de cette même nourriture, l'alcoolisme, les veilles, les fatigues exagérées, abus de travail ou de plaisirs; la culture trop tendue de l'intellect; les soucis de la lutte pour l'existence; la précipitation fiévreuse de la vie (fièvre commerciale, industrielle, de production); les ruines, les banqueroutes, les désenchantements, les désillusions, les visées ambitieuses, la misère faisant suite à l'aisance ou à la richesse, le fanatisme religieux et politique, etc., etc.; telles sont les causes qui avec le développement de l'instruction et la surexcitation causée par la liberté de la presse, ont rendu, depuis 1789, nos générations contemporaines de plus en plus anémiques et nerveuses. Ajoutons à cela l'abandon en France des exercices-physiques, empêchés dans les populations urbaines par la préoccupation des affaires ou des études; la transmission aux descendants d'une irritabilité et d'une nervosité excessives, qui se traduisant différemment en apparence, chez l'homme et chez la femme, mais qui dans l'un et l'autre sexe, trouvent leur raison dans une trop grande et trop rapide usure du système nerveux général, dans un épuisement prématuré de la force électrique naturelle qui préside aux fonctions des organes de sensation, de mouvement, de nutrition et d'intelligence.

La force vitale qui dans les générations précédentes, plus vigoureuses, plus robustes, plus musclées, se portait sur la circulation sanguine, se porte aujourd'hui davantage sur la circulation nerveuse. Le calibre des nerfs musculaires diminue, celui des nerfs sensitifs augmente.

Trois ordres de nerfs sont mis en vibration dans la vie physiologique : 1º ceux qui président aux mouvements ; 2º ceux qui ont trait à la sensibilité générale, tactile, auditive, visuelle, olfactive et gustative ; 3º ceux qui régissent les mouvements intellectuels et par lesquels se forment les productions de la pensée et les manifestations de l'âme.

La maladie de ces trois ordres de nerfs forment ce qu'on appelle les *névroses* du mouvement, de la sensibilité, et de l'intelligence.

Chacun de ces ordres de nerfs peut être atteint dans son essence, dans son fonctionnement, soit parce qu'il se trouve affaibli ou *anesthésié*, soit au contraire qu'il soit surexcité ou *hyperesthésié*.

C'est généralement l'hyperesthésie ou surexcitation nerveuse trop prolongée, qui conduit plus tard à l'*anesthésie* ou à l'affaiblissement du fonctionnement nerveux, état qui, s'exagérant, peut amener les différentes paralysies, les ataxies locomotrices, les aphasies, les amnésies, etc., et les différentes névroses et névralgies, si multiples dans leurs formes, si variées dans leurs manifestations, si singulières dans leurs effets, si pénibles, si douloureuses parfois, et toujours si difficiles à guérir et à soigner.

Mû par ces considérations, nous avons essayé d'indiquer quels pourraient être à notre sens les moyens matériels et moraux les plus propres à rétablir l'équilibre nerveux dans les organismes maladifs, à calmer ceux-ci, à empêcher ceux-là de s'affaiblir davantage, et à préserver les organismes sains de l'ébranlement et de l'usure trop hâtive du système nerveux général ou local.

Nous rappellerons toutefois que les affections névrosiques peuvent être *idiopathiques*, se montrer dès la naissance, soit qu'elles proviennent de modifications fâcheuses survenues pendant la vie intrà-utérine (*épilepsie*, *idiotie*, etc.), soit d'une hérédité fatale ; elles peuvent se développer dans le courant de la première enfance, soit par des causes physiques (*chûtes*, *sévices*, coups intéressant le crâne ou la colonne vertébrale, etc.), soit par des causes morales (*frayeurs*, etc.).

Elles peuvent survenir à tous les âges, à la suite de maladies organiques graves, à forme cérébrale ou non, mais qui ont ébranlé profondément le système nerveux général et amené des troubles physiologiques.

L'état nerveux est donc lié à une foule d'affections diverses : fièvres graves, phthisie, goutte, diabète, syphilis, scrofule, rhumatisme, herpétisme, etc.; affections acquises ou héréditaires et qui ont plus ou moins profondément altéré l'organisme ; mais cet état nerveux accompagne le plus généralement, chez les femmes, la chlorose, l'anémie, et toutes les affections utérines.

Quant aux causes morales qui étreignent l'individu, il est souvent bien difficile au médecin de les conjurer, ou seulement de les pallier. Que peut-il faire contre les pertes de fortune, de position, les grands chagrins ou les malheurs connus ou secrets qui affectent profondément l'âme et dépriment le corps? Mais si la cure morale n'est pas toujours de son domaine, ne lui est-il pas possible de guérir par des moyens matériels?

Nous n'avons pas la prétention d'entrer dans tous les détails de la production des affections nervosiques, de cause physique, morale où intellectuelle, notre but, en écrivant ces lignes, est d'indiquer brièvement la ligne de conduite que nous croyons devoir être appliquée à la curation de ces maladies, sans être obligé d'emprunter trop fréquemment aux ressources souvent infidèles et inefficaces fournies par la pharmacopée moderne.

C'est par un emploi judicieux des forces de la nature et de la vie, par le fonctionnement régulièrement mis en pratique de tous les organes qui constituent le corps humain, par l'observation des règles de l'hygiène du corps et de l'âme, que nous pensons que l'on pourra entretenir le juste équilibre des forces vitales, nécessaire à la santé physique et morale, et constituer à chacun le *mens sana in corpore sano*.

Nous ne pouvons ici développer un programme détaillé qui comprendrait l'hygiène physique et l'hygiène morale ; il faudrait écrire un gros volume qui ne pourrait entrer dans le cadre de ce simple aperçu. Nous nous contenterons d'indiquer sommairement trois ordres d'idées dans lesquels nos lecteurs pourront puiser quelques indications utiles au maintien ou à l'amélioration de leur santé particulière.

Ces trois ordres d'idées que nous signalerons comme moyens de guérison de certains états nerveux, sont les suivants :

1° *Moyens hygiéniques, physiques et physiologiques ;*
2° *Moyens hygiéniques moraux ;*
3° *Moyens hygiéniques hydro-aéro-thérapiques.*

I.

Moyens hygiéniques physico-physiologiques.

Ils consistent, en premier lieu, à veiller avec attention à la régularité de toutes les fonctions, c'est-à-dire à prendre autant que possible des habitudes régulières de repas, de sommeil, d'exercices , etc. Le désordre dans l'existence matérielle provoque des irrégularités dans le fonctionnement cérébral. Ainsi, il est bon de se coucher de bonne heure, et sensiblement à la même heure, de se lever matin, également à une heure - constante. Les personnes qui prolongent immodérement leurs veilles, et leur séjour au lit, le matin, font de la mauvaise hygiène, nuisible au maintien des fonctions normales du cerveau. Il faut également prendre des repas réguliers, bien ordonnés, avec une certaine frugalité ou se composant d'un menu où la viande, le pain, les légumes, les fruits, etc., sont mélangés en proportions convenables. Eviter les épices, le sel, le poivre en trop grande quantité , ainsi que le vinaigre, certains condiments et les aliments de haut-goût en trop grande quantité ; les alcools doivent être pris à doses très-modérées, ou pas' du tout, suivant certains cas; faire quelques repas maigres, boire beaucoup d'eau ou mélanger son vin avec deux tiers d'eau ; s'efforcer (les femmes surtout) de ne pas avoir de constipation, et y remédier de suite par des moyens appropriés. L'irrégularité des selles amène des appétits irréguliers, capricieux et produit des gaz, des migraines et des maux d'estomac. On ne fait pas assez attention dans les familles à ces observances d'ordre trivial, si l'on veut, mais qui ont une grande importance. Bien des manifestations nerveuses proviennent *uniquement* de la négligence de ces précautions d'hygiène banale.

Parmi les moyens d'hygiène physiques proprement dits, nous signalerons les exercices à l'air libre , les promenades à pied, à cheval, en voiture, à l'air renouvelé; les vêtements chauds en hiver, frais et légers en été; la gymnastique, l'escrime, le jeu des haltères, le plus propre à entretenir la puissance des muscles et la *souplesse* des articulations; d'autres jeux, comme le volant, la balle, les quilles, etc., appropriés au sexe. Tout se résume à chercher à développer les nerfs moteurs aux dépens des nerfs sensitifs. A cet égard, il est nécessaire d'éviter les occupations trop sédentaires, à l'air confiné, et si l'on ne peut faire autrement, chercher à en corriger l'effet hyposthénisant ou excitant du nerf, par des exercices variés à l'air libre. Soigner l'hygiène de la chambre, de la maison, la propreté du corps, etc., etc.

Nous ne nous étendrons pas plus lonptemps sur cette description de moyens hygiéniques qui sont à la portée de tout le monde, mais nous nous permettrons d'insister sur les considérations qui suivent.

Il est bien reconnu que certaines causes provenant soit de l'ordre physique, soit de l'ordre moral ou intellectuel, contribuent à développer le *nervosisme* dans notre génération et dans notre race française spécialement.

Et tout d'abord signalons la pratique négligée des exercices du corps et le peu d'observance des règles de l'hygiène dans les colléges, institutions et établissements pédagogiques divers, tant chez les jeunes garçons que chez les jeunes filles. On s'est malheureusement peu préoccupé de ces choses jusqu'à présent ; les exercices physiques dont l'urgence est aujourd'hui reconnue sont vraiment par trop négligés. Aussi, qu'arrive-t-il ? Plus le temps marche, plus les qualités physiques disparaissent. La moyenne de la taille chez nous est aujourd'hui dans un état d'infériorité trop remarquable. En voyant défiler nos bataillons d'infanterie, on se demande comment ces petits hommes qui ne rachètent point leur infériorité de taille par la largeur des épaules et la solidité des membres, peuvent supporter pendant des marches prolongées, les poids très-lourds qui leur sont imposés. Nous ne pensons pas assez à cela en France, où les jeunes gens, à peine pubères, fréquentent les cabarets et commencent à se livrer à l'alcoolisme. Certes, nous avons une manière d'élever les enfants qui n'est pas bonne pour en faire des hommes. Il n'y a pas à s'étonner qu'ils deviennent névrosiques.

Imitons la manière d'éducation anglaise. Dans ce pays, on n'enferme pas la jeunesse dans des salles d'études étroites, dans des dortoirs étriqués ; on n'y mesure pas l'air aux enfants qui prennent leurs ébats dans de vastes parcs où est d'ordinaire l'établissement scolaire, au lieu de se trouver ramassés dans des cours de récréation étroites, comme dans bon nombre de colléges français et d'institutions privées, où le terrain a été parcimonieusement mesuré aux architectes. Nous reconnaissons toutefois avec satisfaction que le gouvernement vient d'entrer dans une voie plus large, surtout pour la création des nouveaux établissements d'instruction primaire.

Il faut que les jeunes gens aient beaucoup d'air et jouissent d'une grande liberté de mouvements. Dans ces conditions ils puisent des éléments susceptibles de se constituer un sang riche et coloré, propre à modérer l'action nerveuse surexcitée par le travail d'étude, et des muscles vigoureux et résistants qui donneront, à ceux qui les possèderont, de la confiance en eux-mêmes ; le sentiment de leurs forces engendrant le courage, éloignera la timidité et la pusillanimité.

La nutrition du système musculaire et du système respiratoire par l'afflux sanguin, augmente le volume des nerfs qui se rendent à ces organes et diminue l'action et l'influence exagérée des nerfs sensitifs au profit des nerfs du mouvement : la prédisposition nervosique en sera atténuée d'autant, et bien souvent une névralgie tenace sera guérie simplement par l'exercice, sans la moindre intervention médicale.

Voyez comme les exercices physiques sont pratiqués sous toutes les formes par les jeunes hommes et les jeunes femmes d'Angleterre et d'Amérique qui ne négligent point pour cela les exercices intellectuels, et mènent de front la culture de l'esprit et celle du corps.

Aussi est-ce une rareté et presque une honte dans les pays dont nous parlons qu'une affection névralgique ou névrosique chronique chez un jeune homme ou une jeune fille : la chorée, l'épilepsie, l'hystérie et la chlorose, etc., y sont plus rares qu'en France, surtout dans la classe aisée. Chez nous, l'amour du confortable et des plaisirs sédentaires envahit de plus en plus chaque jour la jeune génération et la cloue dans des endroits confinés dont le séjour prépare de longue date les différentes affections nerveuses. Aussi les malades dont l'état est faiblement modifié par la thérapeutique officinale sont-ils forcés de venir demander leur guérison à l'air et à l'eau, aux eaux thermales et à l'air pur des montagnes.

II.

Moyens hygiéniques intellectuels et moraux.

Nous les signalerons rapidement : ils consistent, en conversations aimables et enjouées, parfois sérieuses, spectacles gais, pratique du dessin et de la musique, (chants et instruments); culture de l'intellect sans fatigue, lectures choisies, variées, qui ne surexcitent pas l'imagination ; descriptions de voyages, d'arts utiles. Le malade nervosique doit éviter toute contention et concentration d'esprit, fuir les idées mystiques, avoir une piété raisonnable, ne pas se livrer à des mouvements passionnés de l'âme, à des idées ambitieuses, vivre avec simplicité, etc., etc. Nous sommes effrayés de voir, depuis quelque temps, se multiplier les suicides, la folie, les idées mélancoliques, etc.; chez des gens de tout âge et de tout sexe, et surtout chez les tous jeunes gens. Qui est-ce qui pousse notre malheureuse génération aux asphyxies, aux noyades, aux assassinats, aux coups de revolver donnés d'une manière presque inconsciente? C'est la névrose qui envahit notre race gauloise, et qui est le témoignage d'un affaissement général, névrose qui se manifeste sous toutes les formes.

Notre rôle de médecin nous invite à pousser un cri d'alarme, à rappeler notre génération à l'observance de l'hygiène physique et morale, dont elle s'écarte tous les jours, à rappeler les esprits aux idées de respect, de discipline, de piété, de sacrifice même, seuls sentiments qui peuvent rehausser les caractères et faire de vrais citoyens.

Mais ces dernières considérations sont plutôt du philosophe que du médecin, et notre mission est de chercher, tout au moins à prévenir, les désordres nerveux, et à les combattre lorsqu'ils ont éclaté.

C'est par le troisième moyen, dont nous allons parler, que l'on pourra conjurer bien des accidents fâcheux et ressusciter bien des organismes ébranlés.

III.

Moyens hydro-aéro-thérapiques.

Ils sont à l'ordre du jour. Dans le courant de ce travail, nous nous étendrons sur cet article avec quelques détails. Les considérations qui précèdent peuvent être lues par les gens du monde ; la suite de cette étude est un travail médical et s'adresse de préférence à nos confrères.

CLINIQUE THERMALE

De l'action des sources du Bouridé et de la Hount Caoute, de Capvern, dans les maladies nerveuses.

Nous entrons ici dans la clinique des maladies nerveuses, et nous disons que s'il est un genre d'affection qui puisse surtout être modifié par le traitement thermal, c'est, sans contredit, et de l'aveu de tous les médecins, les affections nerveuses, qu'elles aient été provoquées par des causes physiques ou par des causes morales.

Depuis que nous nous sommes livré à l'étude des eaux minérales de Capvern, nous avons été frappé du résultat favorable obtenu chez certains individus des deux sexes atteints de névroses ou de névralgies, par l'usage des bains sédatifs du *Bouridé*, employés seuls, ou combinés avec l'emploi de l'eau de la source excitante, la *Hount Caoute*, qui se distribue en douches et bains à différentes températures et en boisson.

Et à ce propos, nous rappellerons ici ces quelques lignes consignées dans notre précédent travail (*Capvern et ses deux sources*, 1881), et tirées de l'ouvrage du Dr Ticier, sur les eaux de Capvern : « Les eaux du Bouridé ont des propriétés diamétralement opposées à celles de la Hount Caoute ; les unes calment, les autres excitent. Admirable prévoyance de la nature qui a placé

2

au fond de deux gorges voisines, l'excitation à côté de la sédation pour qu'elles se prêtent un mutuel secours dans le traitement des maladies. On entrevoit de suite tout le bien que l'homme de l'art peut retirer de pareilles ressources séparément et alternativement mises en jeu selon les indications et réunies pour ainsi dire sous la main dans une même localité. » (TICIER, *Capvern et ses eaux minérales , 1874.*)

Sédation et excitation alternantes ou simultanées, réunies sous la même main : voilà tout le secret de la cure thermale des affections nerveuses à Capvern. C'est sur la mise en jeu de ces forces hydrothérapiques, isolées ou simultanées, que nous basons notre traitement. En effet, telle organisation nerveuse a besoin d'être calmée ; telle organisation nerveuse a besoin d'être stimulée. C'est au praticien de distinguer s'il y a chez le malade affaiblissement nerveux ou *anesthésie*, ou bien surexcitation nerveuse ou *hyperesthésie*, afin qu'il puisse employer ou la sédation seule, ou l'excitation seule, ou la sédation et l'excitation combinées.

MM. les Inspecteurs Tailhade (1850), et Ticier (1874), avaient déjà commencé l'étude de la clinique du Bouridé et signalé les divers cas d'application de l'eau des deux sources. Ils avaient dit tous deux que les eaux calmantes et tempérantes du Bouridé réussissent le plus souvent contre l'exaltation de la sensibilité, quand celle-ci est essentielle et qu'elle domine les autres éléments de la maladie. Nous avons été à même, à plusieurs reprises, dans notre pratique, de nous pénétrer de la vérité de de ces assertions.

M. Ticier montre dans bon nombre d'observations l'efficacité de cette eau du Bouridé, dans le traitement des névralgies, de la danse de St-Guy, du rhumatisme nerveux, de l'hystérie et autres névroses, et il démontre que l'hydrothérapie par les eaux minérales sédatives du même genre que le *Bouridé*, est encore le moyen le plus puissant que la médecine puisse leur opposer ;

surtout quand les névralgies ou névroses se sont généralisées, et qu'elles sont devenues cet *état nerveux*, qu'on est convenu d'appeler *névropathie générale*.

Dans ces circonstances, les bains tempérés plus ou moins prolongés suivant le cas, les douches verticales en pluie, de courte durée, d'abord tempérées, puis froides; un ou deux verres au plus de l'eau stimulante de la *Hount-Caoute* en boisson, les distractions de la promenade au grand air des Pyrénées, la cure par Capvern, en un mot, voilà une des meilleures médications que l'on puisse diriger contre les névropathies.

Nous allons mettre sous les yeux de nos lecteurs quelques cas d'observations qui pourront leur offrir un spécimen de diverses affections nerveuses, essentielles ou liées à un état pathologique, traitées et guéries par les eaux de Capvern. Quelques-unes de ces observations sont tirées de l'ouvrage du Dr Ticier, auquel nous renvoyons le lecteur qui voudrait avoir plus de détails.

OBSERVATION I.

Névropathie générale, traitement en 20 jours. — Guérison.

Nous donnerons cette première observation in-extenso parce qu'elle nous semble servir de type d'une affection nerveuse guérie par l'emploi de l'hydrothérapie à Capvern.

« Mme X..... du Lot-et-Garonne, âgée de 40 ans, vient à Capvern le 1er septembre 1871. Cette malade est d'une constitution faible et d'un tempérament très nerveux. Elle a eu de nombreuses coliques néphrétiques et a expulsé des concrétions de phosphate ammoniaco-magnésien ; la fonction périodique de l'utérus s'exécute encore chez elle, mais d'une façon irrégulière, et le sang est à peine coloré ; il y a de la leucorrhée.

« Depuis quelques années Mme X.... souffre de douleurs névralgiques générales dont le siége et l'intensité sont variables ; c'est du côté de la tête qu'elles se portent le plus souvent, et alors ce, sont des douleurs tantôt contusives, tantôt lancinantes, aux tempes, aux oreilles, aux joues. La malade ressent parfois des palpitations de cœur accompagnées d'essoufflements et même de syncopes, mais l'auscultation ne révèle aucune lésion organique. M^{mo} X.... se plaint d'engourdissements, de fourmillements dans les doigts des pieds et des mains, et accuse des picotements sur tout le corps. — Parfois le ventre est le siége d'élancements très aigus. Un jour se sont des accidents gastralgiques internes ; un autre jour ce sont des douleurs intercostales, hépatiques, utérines ou vésicales intolérables. L'appétit est capricieux et les digestions fort pénibles. M^{mo} X.... a beaucoup maigri et ses forces ont diminué, le caractère est devenu fort irascible ; le sommeil est à peu près nul. La malade se réveille en sursaut, épouvantée par des cauchemars ; elle a des frayeurs que rien ne légitime, elle est sans cesse en proie à une tristesse noire, et pleure pour le plus léger motif. Il suffit d'une variation atmosphérique pour provoquer une crise ou une fluxion dentaire douloureuse. Le pouls est petit et dépressible. L'examen le plus attentif ne nous laisse aucun doute sur l'absence de toute lésion organique, soit du côté des centres nerveux, soit du côté des organes contenus dans la cavité abdominale. Contre un pareil état, toutes les ressources de la médication calmante et anti-spasmodique ont été épuisées. »

PRESCRIPTION. — Deux ou trois verres d'eau minérale de la Hount-Caoute. Bains tempérés d'une heure au Bouridé. Douches verticales en pluie, tempérées de 8 à 10 minutes de durée.

« Sous l'influence de ce traitement hydrothermal qui fut très exactement suivi pendant 20 jours, une amélioration d'abord peu sensible se déclara. La médication fut même interrompue dès le 8ᵉ jour de la cure par une recrudescenee de symptômes névralgiques ,qui fut passagère. Mais à partir de ce moment, le mieux marcha plus rapidement. Cependant la guérison ne fut complète que lorsque Mᵐᵉ X.. fut rentrée chez elle. En effet, après son retour, les accès névralgiques diminuèrent de fréquence et d'intensité; l'hiver s'écoula sans grandes souffrances. Cette cure fit du bruit autour de Mᵐᵉ X.. parmi les personnes de sa connaissance; l'année suivante en 1872, nous revîmes cette malade à Capvern; nous la trouvâmes métamorphosée, elle avait pris de l'embonpoint, sa névrose avait été heureusement modifiée, et les douleurs névralgiques dont elle souffrait de temps en temps, étaient très supportables et ne se montraient guère qu'avec les changements brusques de la température, sans l'empêcher de se livrer à ses travaux d'intérieur. »

Signalons encore les observations suivantes :

OBSERVATION II.

Céphalée opiniâtre ; quatre années de souffrances atroces ; accidents névralgiques; insuccès des traitements antérieurs; guérison au Bouridé.

« Nous abrégerons : Il s'agit d'un avocat, littérateur plein de mérite, de verve et d'imagination, d'un tempéramment très-nerveux ; depuis quatre ans, il était atteint de vertiges, d'éblouissements, de défaillances subites; il avait le crâne très-brûlant; un tremblement dans les jambes; toujours prêt à tomber à chaque pas comme un homme ivre; s'appuyant aux arbres, aux murs, etc., etc. Il resta dans cet état de 1858 à 1862; l'idée lui prit de venir à Capvern. Il y resta 33 jours prenant tous les matins un bain au Bouridé et un demi-litre de l'eau de la Hount Caoute, tous les huit jours seulement avec addition de 15 grammes de sulfate de magnésie. Au bout de ce temps, il avoua être revenu à la santé et à la vie. »

OBSERVATION III.

Ulcérations de l'utérus ; accidents hystériques divers d'une grande gravité, insuffisance du traitement le plus rationnel ; guérison complète à Capvern.

Tous les praticiens savent combien sont variées les formes des diverses affections de l'appareil utérin, et combien souvent elles sont accompagnées de phénomènes nerveux souvent fort graves et particulièrement étranges. Ces phénomènes, on les voit très rapidement se modifier au Bouridé, pourvu toutefois ils ne soient pas liés à un état trop anémique. Dans ces cas, le Bouridé serait contraire. Le Dr Ticier a recueilli des observations d'hystérie, de migraines symptomatiques, d'irritation obscure du système générateur, où l'action bienfaisante du Bouridé s'est montrée dans toute sa puissance.

Nous donnerons encore in extenso cette 3º observation :

« Mme X..., 28 ans, brune, bonne constitution, tempérament nerveux, jouissant habituellement d'une bonne santé, fut mariée à 18 ans, et eut de 1862 à 1866 deux grossesses heureuses. Elle nourrit elle-même ses enfants. En 1867, après avoir fait fausses couches au troisième mois, elle commença à sentir quelques malaises qui persistèrent et devinrent très-intenses pendant une nouvelle grossesse qui cependant se termina en janvier 1868. Après quatre mois d'un allaitement qui était au-dessus de ses forces, elle dut cesser de donner le sein à sa fille, et à partir de ce moment, survint une série d'accidents graves, que nous allons rapidement exposer. A la fin de l'année 1869, Mme X..., brisée par la souffrance, dut recourir à une intervention médicale active. Elle avait de l'inappétence, souffrait de l'estomac et se plaignait de la difficulté de ses digestions; elle accusait des douleurs dans les reins, dans l'abdomen et à la partie supérieure des cuisses. Ces douleurs prenaient une nouvelle intensité aux époques menstruelles qui ne présentaient plus la même régularité. Parfois peu abondantes, ses menstrues prenaient d'autres fois les proportions de véritables hémorrhagies. La jeune malade maigrissait tous les jours davantage. Elle avait perdu ses forces et son ancienne activité; elle éprouvait des étouffements, des palpitations de cœur, quand elle voulait s'occuper dans l'intérieur de sa maison ou quand elle marchait un peu vite. Elle était devenue triste et d'une grande sensibilité. Grâce au repos, au lit, pendant une quinzaine de jours, et sous l'influence d'un régime analeptique, de l'administration des reconstituants et de quelques calmants, la santé put revenir, mais l'amélioration n'était que passagère. De nouvelles fatigues amenèrent une recrudescence des symptômes que nous venons d'énumérer et des pertes blanches très-abondantes. Survinrent bientôt des crises nerveuses très-pénibles, qui tous les mois prirent une intensité plus considérable. Ces crises duraient quelquefois des journées entières, et se répétaient, vers la fin de l'année, presque tous les jours. Pendant ces crises, la malade perdait connaissance et était en proie à des mouvements désordonnés. Parfois, quand on espérait que la détente allait se produire, il se déclarait un coma profond, d'où Mme X... ne sortait que pour retomber dans une agitation extrême. Les personnes qui l'entouraient ne la contenaient qu'avec peine dans son lit. La jeune femme brisait ou déchirait tout ce qu'elle pouvait saisir. Enfin, la connaissance revenait très-lentement, quelquefois la malade versait d'abondantes larmes, et la crise se terminait la laissant abattue et courbaturée.

« Mme X... ne conservait pas le moindre souvenir de

ce qui venait d'avoir lieu, et paraissait surprise de la tristesse de ses parents : elle venait d'avoir un accès d'hystérie des plus complets. Jusqu'à cette époque, Mᵐᵉ X., avait opposé un refus formel à toute proposition d'investigation à l'aide du speculum, cependant, grâce aux instances de son mari, l'examen eut lieu, et l'on put constater une ulcération profonde du col de l'utérus, unique cause probable de tous les symptômes présentés par la malade.

« Des cautérisations, d'abord au nitrate d'argent, ensuite au nitrate acide de mercure, répétées, chaque quinze jours pendant deux mois, modifièrent très-légèrement l'ulcération, mais n'apportèrent aucun soulagement à l'état général. Des bains, des antispasmodiques sous toutes les formes, furent administrés, et cependant chaque mois les crises revenaient avec une ténacité désespérante. On eut alors recours aux cautérisations au fer rouge, et ce traitement avait amené, vers la fin de l'année 1870, une amélioration locale telle, que l'on espérait obtenir une pareille amélioration à l'endroit de l'état général. On se trompait ; la plaie de l'utérus, sous l'influence de cette énergique médication pendant les premiers mois de l'année 1871, était complètement guérie, et pourtant les accès hystériques présentaient la même intensité.

« Ce fut dans ces conditions que l'on envoya la malade à Capvern. Le résultat du traitement hydrominéral fut des plus rapides et des plus surprenants. Mᵐᵉ X..... partit pour les Pyrénées le lendemain d'une crise des plus fortes. Elle prit ses bains au Bouridé, but tous les matins quelques verres d'eau minérale au grand établissement, et après un traitement de vingt-cinq jours, elle rentra très bien portante. La guérison ne s'est pas démentie jusqu'à ce jour (mars 1873). »

Cette longue mais très remarquable observation, citée par Ticier, a été rédigée par notre distingué confrère le Dʳ Boudou, de Montech (Tarn-et-Garonne). Elle montre que vingt-cinq jours de traitement hydro-minéral ont suffi pour triompher de crises hystériques graves, pour faire disparaître des symptômes nerveux qui persistaient, par habitude, même après la disparition de la lésion locale. Les eaux de Capvern ont amené chez cette malade une perturbation générale capable de modifier cette triste disposition aux attaques hystériques, Les bains pris à la source sédative ont fait disparaître l'irritation obscure, qui, selon nous, n'est pas étrangère à ces graves phénomènes nerveux.

OBSERVATION IV.

Chorée intense (danse de S\u1d57-Guy).

Cette observation a été recueillie par un praticien distingué de notre région, le D\u02b3 Pédebidou, de Tournay. Elle est également typique : c'est pourquoi nous la consignons ici : ´

« Marie T.... de Bordes (Hautes-Pyrénées), âgée de douze ans, d'un tempérament lymphatico-nerveux, impubère, est affectée de chorée très intense. Cette maladie reconnaît pour cause un ébranlement nerveux provoqué par une frayeur. Les bains froids, les affusions froides sur tout le corps, le musc, le castoréum, la valériane, l'assa fœtida, la chloroforme, ont été tour à tour employés avec des succès relatifs divers. La maladie a été modifiée, mais non guérie. L'extrait alcoolique de noix vomique, employé avec la plus grande réserve, n'a pas eu un meilleur résultat. Les bains sulfureux ont amené une amélioration notable mais le mal persiste encore. Dans cette situation, les eaux de Capvern (*intus et extrà*) furent conseillées à la malade.

« Marie T...., a été installée à l'établissement du *Bouridé* ; elle a pris douze bains et huit douches. Dès les premiers bains, un amendement notable s'est déclaré ;

les mouvements musculaires sont moins désordonnés. Marie T.... qui ne pouvait marcher sans tomber, a pu marcher seule. Les contractions spasmodiques des muscles de la face ont cessé. Cette jeune fille s'est retirée complétement guérie, et la guérison ne s'est pas démentie.

Cette observation est très remarquable, en ce sens que les bains et les douches du Bouridé ont seuls amené la guérison. La température du bain et de l'eau des douches n'a pas dépassé 28 degrés centigrades. (Docteur Pédebidou). »

Nous avons été témoin d'un cas analogue chez une jeune fille de Mauvezin, près Capvern, atteinte de mouvements choréiques intermittents, de syncopes et d'attaques épileptiformes qui effrayaient ses parents et ses voisins. Quoique habitant à un kilomètre du Bouridé, elle n'avait pas eu l'idée d'y prendre des bains.

Dans l'automne de 1880, après le départ des baigneurs, elle pût faire le traitement thermal que nous lui avions conseillé, en l'appuyant de quelques prises de tisane de Valériane. Une trentaine de bains sédatifs l'ont remise sur pied, et nous eûmes la satisfaction de voir fraîche et colorée, dans l'été de 1881, cette jeune malade que nous avions laissée pâle et anémique huit mois auparavant.

Le Dr Ticier cite encore quelques cas de guérison de chorée générale que nous ne rapporterons pas ici.

Après les observations de *névropathie générale*, il signale quelques cas de *névralgies localisées*. Ainsi, il raconte la guérison par les eaux du Bouridé, de plusieurs névralgies sciatiques, dont une de longue durée, après insuccès des traitements antérieurs, d'une *névralgie trifaciale*, de douleurs *névralgiques intestinales* violentes, d'*entéralgie*, de *gastralgie*, de *vertiges nerveux* graves chez un ecclésiastique, qui, pour ne pas tomber, était obligé de prendre des points d'appui partout, même sur l'autel quand il disait la messe, et qui fut parfaitement guéri par les bains sédatifs du *Bouridé*; de vomissements incoërcibles, et surtout de rhumatismes nerveux.

Dans toutes ces affections les bains du Bouridé étaient prolongés, parfois pendant deux heures, et ils alternaient généralement avec des douches verticales en pluie, tempérées le plus ordinairement.

Nous employons très-rarement la douche froide exclusive dans la plupart des affections nerveuses. La majeure partie des malades névropathiques (les femmes surtout) est plus ou moins profondément impressionnée par le contact de l'eau froide. Nos deux sources de Capvern sont à 19 et 24 degrés centigrades, ce qui peut les faire supporter encore assez facilement deux ou trois minutes, surtout pendant les mois de juillet et d'août.

Il faut bien tenir compte de cette impression du froid, qui pourrait produire des résultats fâcheux chez certains malades. Il convient de commencer par des douches tempérées que l'on peut prolonger dix et même quinze minutes sans inconvénient. Puis, peu à peu, pour habituer les malades, nous leur faisons donner, après 4 à 5 minutes de pluie tempérée (35°) une pluie froide, c'est-à-dire à 24 degrés pendant un quart ou une demi minute, pas davantage, en ayant soin de terminer l'opération par l'envoi d'un jet d'eau chaude aux pieds et aux jambes, dont l'effet est de faire commencer la réaction plus vite. Après quoi, on fait habiller promptement le malade et on le fait marcher d'un pas accéléré. Petit à petit, lorsque l'amélioration survient, on prolonge la durée de la douche froide.

Le traitement par les bains sédatifs du Bouridé, combiné avec la stimulation par les douches de la Hount Caoute, produit presque toujours un heureux résultat, s'il n'amène pas la guérison. Il est utile parfois de le prolonger pour certaines affections. Quinze à vingt jours sont la moyenne; mais il est des cas où il est nécessaire de soumettre les malades au traitement hydrothérapique pendant six semaines et même deux mois.

Nous avons eu à traiter pendant l'été de 1881 une jeune dame qui avait été atteinte de néphrite suppurée

avec pelvi-péritonite consécutive et phlegmon sous-
utérin. Les douleurs pelviennes et néphrétiques étaient
intolérables ; des signes d'hystéricisme compliquaient la
situation : insomnie, vomissements incoërcibles, dégoût
pour toute espèce d'aliments qui étaient rapidement
rejetés. La quinine, la valeriane, les potions de Rivière,
les injections hypodermiques de chlorhydrate de morphine étaient employées depuis plus de trois mois pour
calmer ou atténuer les souffrances.

La malade était arrivée à la dernière période du
marasme et tous ceux qui la connaissaient s'attendaient
à une fin prochaine. En désespoir de cause, on l'envoya
à Capvern, où des promenades en voiture au grand air
et au pas lui furent ordonnées tous les jours ; on la
plongeait pendant dix ou douze minutes dans un bain
du Bouridé à 33 degrés. On put prolonger la durée du
bain jusqu'à 20 minutes ; au bout d'une huitaine de
jours, il y avait diminution dans la durée et l'intensité
des crises ; les vomissements étaient moins fréquents ;
la malade put supporter un peu de chocolat, du bouillon,
et quelques aliments légers. L'assimilation commençait
à mieux se faire, et on put supprimer ou éloigner les
injections de morphine qui seules jusqu'alors avaient pu
soulager la malade.

A partir de ce moment le mieux s'accentua ; la
malade reprit un peu de forces ; la durée du bain fût
de 25 minutes ; les promenades en voiture continuaient
le plus fréquemment possible, nous prescrivimes alors
l'iodure de fer comme un reconstituant qui pouvait alors
être supporté. A la fin de septembre , les urines qui
avaient toujours été pleines de pus redevinrent claires ;
plus de vomissements ; l'utérus cessait d'être comprimé
et les accidents nerveux reflexes généraux et locaux
avaient cessé. Nous eûmes la grande satisfaction de voir
cette dame complètement rendue à la santé à la fin
d'octobre.

Dans cette maladie, de la dernière gravité, le séjour

de Capvern, ces douches d'air si pur, les bains calmants du Bouridé ont été pour nous d'un secours précieux. Ils ont contribué à calmer les souffrances névralgiques rénales et utérines ; à régulariser la fonction nerveuse générale et toutes les autres fonctions, ce qui a permis une assimilation convenable et finalement la reconstitution. Cette guérison est bien certainement une des plus remarquables obtenues à Capvern.

Nous pourrions citer encore bien des cas analogues pris dans notre pratique ; nous ne mentionnerons que les trois cas suivants :

OBSERVATION V.

« — Deux jeunes filles du département des Landes nous furent présentées au mois d'août 1879 ; toutes deux, d'une famille aisée, et sœurs, étaient atteintes de mouvements chorcïques, de soubresauts de tendons, etc. Il y avait chez toutes deux pâleur et bouffissure de la face. Rien de chlorotique cependant, mais palpitations et mouvements du cœur irréguliers et désordonnés ; l'une d'elles avait un bruit de souffle carotidien très prononcé.

« Les parents étaient inquiets ; ces deux demoiselles avaient épuisé depuis deux ans tout l'arsenal des antispasmodiques, des calmants et des toniques tour à tour, depuis le bromure de potassium jusqu'aux préparations valérianiques ; le fer, le quinquina, les amers n'avaient pas été épargnés, le tout sans grand résultat.

« Les bains du Bouridé et la marche au grand air sur les collines boisées qui entourent Capvern, eurent raison en 15 jours de ces états névrosthéniques ; ces deux intéressantes malades partirent, d'après nos conseils, pour Bagnères-de-Bigorre, où elles continnèrent encore pendant une huitaine de jours leur traitement hydro-aéro-thérapique. Quelques excursions dans la vallée de Campan, à la cascade de Gripp et ailleurs, quelques bains de la source de Salut ramenèrent la santé qui depuis est devenue normale chez toutes deux.

« C'est dans des cas semblables que le déplacement et le voyage sont indispensables, et nous sommes persuadé que ces états névropathiques eussent persisté plus longtemps et se seraient peut-être aggravés, si l'on n'avait pas soustrait momentanément ces deux jeunes filles aux conditions de leur vie habituelle, en leur faisant respirer un air nouveau et en les mettant sous l'influence des bains sédatifs. »

OBSERVATIONS VI.

— « Au même mois d'août 1879, nous fûmes appelé à donner des soins à une demoiselle de 30 ans, de Salies-de-Salat (Haute-Garonne), aménorrhéique, qui venait depuis trois ans à Capvern pour y être soumise à l'action et à l'influence stimulante de l'eau de la Hount-Caoute, en boisson, en bains et en douches. Mais malgré l'activité du traitement, l'établissement des menstrues n'avait pas lieu, et dans son vif désir de voir revenir les règles, cette demoiselle multipliait, sans direction médicale, d'elle-même, les bains, les douches et les verres d'eau, espérant un bon résultat de cette stimulation outre mesure. Très-maigre et très-nerveuse, impressionnable à l'excès, cette malade pleurait souvent, n'avait pas le moindre appétit et ne dormait que très-peu.

« Au bout de neuf à dix jours de son traitement excitant, elle eut une forte attaque d'hystérie, avec cris, mouvements désordonnés et tous les signes d'une vive excitation cérébrale par la révolte de l'utérus hyperesthésié. Appelé à la soigner, nous lui donnâmes d'abord quelques antispasmodiques, après quoi, quand elle fut un peu calmée, nous la dirigeâmes vers le Bouridé. Là, elle prit un premier bain d'une heure et demie, et elle continua, pendant huit jours par des bains tièdes d'une heure à trois quarts d'heure. La sédation fut complète au bout de ce temps; le sommeil revint ainsi que l'appétit qui se montra plus régulier. Nous lui fîmes supprimer l'eau de la Hount Caoüte qu'elle remplaça par de l'infusion de tilleul coupée de feuilles d'oranger. Bref, nous eûmes la satisfaction, quand elle partit, de la voir gaie, contente et calmée. Les règles n'avaient point reparu, c'est vrai; mais comme cette demoiselle ne revint pas à Capvern, l'année suivante, nous sommes tenté de croire qu'elle a dû être réglée et que le traitement calmant avait amené avec la sédation de l'utérus, la régularisation définitive de toutes les fonctions vitales soumises à l'action du nerf grand-sympathique. »

Bien que le traitement ait été trop court pour ramener les fonctions menstruelles, on ne peut s'empêcher d'être frappé par deux faits : 1° la grande surexcitation produite sur l'utérus contracté par l'eau de la Hount-Caoüte, dont la malade, sans direction médicale, avait abusé ; 2° la rapidité avec laquelle s'est opérée la sédation par les bains du Bouridé dont l'action a dû faire cesser la contraction de l'utérus.

Nous n'avons guère d'exemple plus frappant pour montrer la différence d'action de nos deux sources sur le système nerveux périphérique, et pour faire comprendre de quel secours elles peuvent être entre les mains du médecin qui sait les appliquer au moment opportun, et qui veut produire des effets rapidement alternants d'excitation et de sédation.

Observation VII.

Cette observation sert pour ainsi dire de corollaire à la première ou plutôt à la précédente. On y verra l'effet désastreux de l'eau du *Bouridé*, lorsqu'on én abuse, par l'excès de sédation qu'elle produit chez certains asthéniques.

« En juillet 1879, une dame de Vic-Fesenzac (Gers), arrivée à l'époque de l'âge critique, avait pris, sans consulter personne, une trop grande quantité de bains prolongés du Bouridé. Au bout de 18 jours, elle était devenue très-faible, sans appétit, avec congestion sanguine vers la face et les bronches et de l'asthme humide. Cette malade avait une constitution assez pléthorique, et un tempérament un peu lymphatique ; elle était flegmatique et très-peu nerveuse. On conçoit combien son système nerveux déjà anesthésié fut vite déprimé et prostré par l'abus des bains du Bouridé. Elle vint nous consulter, et nous lui conseillâmes de suspendre absolument ces bains, de boire quatre ou cinq verrées d'eau de la Hount Caoute par jour pendant quelques jours, et nous lui fîmes prendre trois douches de 7 à 8 minutes de durée. Au bout du troisième jour de ce simple traitement, le pouls qui était lent et dépressible se releva et augmenta de dix à douze pulsations par minute ; l'hématose devint plus active, dissipa les dispositions congestives de la face et des bronches ; l'essoufflement diminua, l'inappétence commença à disparaître, et enfin, fait important, cette dame vit reparaître un flux menstruel qui était suspendu depuis huit mois. Deux jours après survint un flux hémorrhoïdal dont l'apparition fit disparaître les vertiges et les éblouissements, dont cette dame se plaignait. Ce coup de fouet de la Hount Caoute l'avait guérie ; elle partit enchantée de Capvern. »

La conclusion à tirer de ce fait, c'est qu'il faut se garder d'abuser de la source calmante lorsque l'on a affaire à des malades peu nerveux chez lesquels il y a pléthore sanguine veineuse prépondérante ; deuxièmement, il faut au contraire, quand se présentent ces cas d'atonie générale, d'allanguissement de toutes les fonctions, s'adresser à l'eau de la Hount Caoute et l'employer *intus et extrà*. Il faut réserver l'usage de la source du Bouridé dans toutes les maladies où il y a hyperesthésie nerveuse, surtout quand se montrent des accidents réflexes.

Dans ces sortes de cas, sous l'influence de l'eau du Bouridé, prise en bains à la température de 30 à 35 degrés, l'organisme se modifie très-vite par l'apaisement et la régularisation de l'action nerveuse générale, laquelle régularise à son tour les autres fonctions, surtout celles qui relèvent du système nerveux de la vie involontaire, du système grand-sympathique ganglionnaire, sous la dépendance duquel se trouvent la nutrition, la respiration, la circulation, la fonction de menstruation, etc., etc.

L'affection physiologique de ces bains calmants est de rétablir l'équilibre dérangé entre le système nerveux et le système sanguin capillaire activé déjà par une hématose plus vive dans le milieu aérien fortifiant des collines pyrénéennes. Alors la source du Bouridé n'affaiblit pas ; tout au contraire, elle fortifie ; elle est en même temps sédative et tonique, si l'on peut s'exprimer ainsi sans être accusé de lancer un paradoxe.

Nous basant donc sur tous ces faits, nous conseillerons les eaux du *Bouridé*, dans les *névroses*, les *névralgies*, dans tous les *éréthismes nerveux*, dans l'*hystérie*, la danse de *Saint-Guy*, les *chorées*, et dans tous ces états nerveux indéterminés, désignés sous le nom de *spasmes*, *vapeurs*, *migraines*, etc., que présentent, hélas ! trop fréquemment, les personnes et surtout les femmes de la classe supérieure, dont la vie habituelle, faite de veillées, de plaisirs et de fêtes, semble un contre-sens perpétuel à l'hygiène et à la nature. Nous les conseillons surtout dans le genre de maladies, sur lequel nous allons nous étendre dans le chapitre suivant.

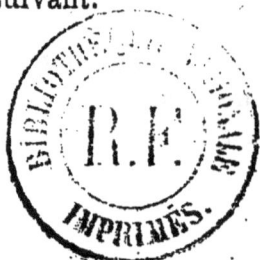

Des Chloroses.

La *Chlorose*, affection très-fréquente chez les femmes et qui présente la plupart du temps un cachet essentiellement *névropathique*, fournit tous les ans à Capvern un certain nombre de cas les plus variés, qui y sont soumis au traitement hydro-aéro-thérapique.

Le traitement de la Chlorose a donné lieu à bien des polémiques et à des appréciations diverses. On a souvent confondu l'*anémie* avec la *chlorose*, ce qui a fait parfois nommer cette affection *chloro-anémie*, par des médecins éclectiques. Pour nous l'anémie diffère de la chlorose; dans la première, il y a déglobulisation du sang, ce qui n'a pas toujours lieu dans la seconde.

Pour Becquerel et d'autres praticiens, la chlorose est une *névrose*; nous partageons cette opinion, et nous rangeons cette maladie, comme le *diabète*, parmi les maladies nerveuses, justiciables de l'hydrothérapie.

Wirchow voit dans la chlorose une inflammation des vaisseaux capillaires, inflammation ayant pour conséquence l'altération du sang.

Pour M. Germain Sée, la chlorose se produit toutes les fois qu'il y a disproportion entre les forces de développement et les moyens réparateurs.

M. le professeur Parrot prétend que c'est une *anémie névropathique*.

Pour nous, nous reconnaissons qu'il y a anémie, mais anémie plus apparente que réelle, anémie locale et superficielle la plupart du temps, se manifestant par la décoloration de la surface du corps, mais n'affectant point la qualité du sang, pris dans sa masse générale. La paralysie nerveuse des vaso-moteurs fait que la circulation capillaire semble stagnante. Le sang en effet ne circule pas sous l'épiderme, et son cours semble arrêté en arrivant à la surface de la peau, qui perd son ton rosé et prend une coloration verdâtre, souvent presque cadavérique. Il est très probable qu'il y a altération locale du sang à la surface seulement par le fait de la stase sanguine ; et ce qui semblerait le prouver, c'est la rapidité avec laquelle les mouvements sanguins capillaires renaissent sous l'influence du fouettement de la douche qui réveille les nerfs vaso-moteurs et les fait sortir de leur torpidité.

Il n'entre pas dans notre cadre de discuter à ce sujet les opinions anciennes et modernes. Nous parlerons de la chlorose au point de vue de sa modification heureuse par l'hydrothérapie pratiquée à l'aide des agents hydro-minéraux qui sont à notre disposition à Capvern, et de l'application isolée, alternante ou simultanée de l'eau de nos deux sources, en vue de la guérison de cette névrose.

Tout le monde sait que cette affection si répandue dans nos populeuses cités fait souvent le désespoir des médecins et des malades, surtout quand elle se complique d'*hystéricisme*; qu'elle est le signe soit d'une déchéance de l'organisme, soit le début d'une maladie plus grave, particulièrement de la phthisie pulmonaire.

En effet, la femme, à quelque classe de la société qu'elle appartienne, se trouve très fréquemment dans des conditions hygiéniques peu favorables à la conservation d'une bonne santé. Que ce soit une ouvrière condamnée dès son enfance à travailler pendant de longues heures dans des ateliers malsains, à ne prendre aucun exercice, à se contenter d'une nourriture peu réparatrice et insuffisante ; que ce soit une jeune fille que des conditions sociales meilleures éloigneront de ces causes d'étiolement, les veilles, les fatigues du grand monde amèneront au même résultat; l'épuisement des forces.

C'est à l'hygiène que l'on devra s'adresser en premier lieu, pour conjurer ce dépérissement. L'air, le soleil, un exercice musculaire modéré, voilà la première médication ; une nourriture aussi réparatrice que possible, proportionnée toutefois à la tolérance de l'estomac ; le choix de mets substantiels fournissant beaucoup à l'assimilation sans nécessiter un travail digestif trop considérable ; d'autres moyens connus de tous les médecins, etc., tout cela a une importance capitale.

Mais après l'hygiène, l'hydrothérapie employée dans de certaines conditions est assurément le meilleur moyen de réveiller l'atonie de l'organisme.

Sans dédaigner les préparations martiales, les amers, le quinquina, le seigle ergoté, l'arsénic et surtout le protoiodure de fer, qui nous ont dans bien des cas rendu des services signalés, nous estimons que tous ces agents doivent être employés avec mesure, et que pour certains d'entre eux il ne convient pas d'insister trop longuement, mais nous affirmons que dans la grande majorité des cas, l'hydrothérapie seule, c'est-à-dire les douches tempérées et froides bien administrées et avec réactions bien ménagées, des bains et quelquefois de simples lotions avec l'éponge, et suivies de frictions énergiques, ont contribué puissamment à stimuler l'organisme, à lui redonner une plus grande activité de nutrition.

L'hydrothérapie, telle qu'il nous est possible de l'administrer à Capvern même, dans un milieu salubre, à une altitude de 500 mètres, à l'entrée du massif Pyrénéen, est un auxiliaire précieux et puissant pour remettre les malades en équilibre, et pour combattre les troubles nerveux divers qui comptent parmi les symptômes habituels de la maladie dont nous nous occupons. La reconstitution du sang se fait très rapidement, par ce moyen naturel : air et eau, appliqué avec méthode.

Les médecins nos confrères pourront donc hardiment diriger vers nos thermes les jeunes femmes atteintes :

De *chloroses* qui ont fait de grands progrès en peu de temps ; qui sont arrivées à une période avancée, lorsque les troubles nerveux, les troubles digestifs poussés à un point extrême, la pâleur des téguments, l'œdème des extrémités, forment un cortège de symptômes assez effrayant pour donner de l'inquiétude au médecin traitant;

De *chloroses* nerveuses, latentes, silencieuses et éclatant soudain en se larvant sous le masque d'une localisation névralgique ou nervosique ;

De *chloroses* dont le point de départ réside dans une surexcitation étrange et inexpliquée de l'innervation utéro-ovarienne ;

De *chloroses* nervo-choréïques, chez de toutes jeunes filles, affligées de mouvements désordonnés, avec grimaces et contorsions, etc., etc.

C'est dans ces cas que nous venons d'énumérer que l'on est à peu près certain de voir une grande amélioration par l'usage des bains sédatifs du Bouridé associés ou non aux douches stimulantes et au protoiodure de fer.

Certaines variétés de chloroses ont plus particulièrement besoin de bains calmants, alternant avec quelques douches stimulantes, données rarement et avec ménagement. Ce sont les chloroses où il n'y a point d'anémie, et elles sont plus nombreuses qu'on ne se l'imagine. Ces variétés de chlorose ont été signalées par le professeur Golfin, de la faculté de Montpellier, c'est à leur sujet que cet éminent praticien blâmait l'emploi des bains de mer et des eaux chlorurées sodiques, ordonnées trop légèrement.

Dans ces cas, la trop grande excitation par l'eau salée, si fortement minéralisée, comme l'est l'eau de mer, était fatale, l'action excito-motrice était trop forte, elle provoquait de l'insomnie, de l'inappétence, des érythèmes de la peau, des crises hystériformes et jusqu'à des accès de fièvre intermittente, tierce ou quotidienne qu'il fallait combattre par la quinine. On n'a point à redouter de pareils accidents avec l'eau de la Hount Caoute et à plus forte raison avec celle du Bouridé.

L'action électrique de ces eaux sur la surface tégumentaire est plus faible, mais elle est plus efficace.

On ne s'imaginerait pas combien est grande chez cer-

taines jeunes femmes, d'aspect chlorotique, d'une classe
sociale moyenne ou élevée, la richesse du sang. Bien
soignées, trop soignées même, bien pourvues d'un régime
alimentaire analeptique, souvent trop tonique et trop
réconfortant, elles offrent un sang riche en globules et
contenant peu d'eau : et cependant la face et les téguments sont pâles, et la coloration de la peau légèrement
verdâtre. Il n'y a point là d'anémie proprement dite, et
la pauvreté du sang n'est qu'à l'extérieur.

Il semble qu'il y ait atrophie des capillaires, que ceux-ci
sont comme morts, que la circulation sanguine s'arrête
à un millimètre de l'épiderme, pénétrant à peine le
derme ; en un mot, paralysie des vasa-vasorum, arrêt
de la circulation sanguine et nerveuse à la surface de
la peau.

Que faut-il pour faire réveiller cette asthénie partielle,
cette atonie locale. Ce n'est point le fer, qui finit presque
toujours par irriter l'organisme tout entier et le prédis-
pose à des congestions locales, qu'il faut administrer aux
malades.

Que de fois n'a-t-on pas vu des jeunes femmes, gorgées
par les préparations martiales, éprouver pour elles une
antipathie extraordinaire, comme l'a observé Guéneau
de Mussy, qui, dans ses cliniques de l'Hôtel-Dieu, a
remarqué que certaines de ses malades toussaient dès
qu'elles prenaient la moindre quantité de fer, tandis que
d'autres voyaient se manifester où se reproduire des
hémorrhagies utérines.

« Il faut avouer, disent Trousseau et Pidoux, parce que
c'est une vérité que l'on comprend en vieillissant dans
la pratique, que le fer, après avoir amendé les accidents
les plus graves de la chlorose, devient quelquefois tout-à-
fait impuissant et nous laisse désarmés en présence d'une
maladie qu'il semble dominer en général avec tant de
facilité. »

Dans beaucoup de chloroses, on est obligé, disons-nous,
d'abandonner le fer et les toniques donnés à l'intérieur

et dont l'organisme n'a nul besoin. Il faut agir à l'extérieur. C'est alors que la stimulation de la peau est indispensable, et l'on ne peut mieux y parvenir que par l'application en pluie d'une eau thermale, divisée à l'infini, tempérée d'abord, froide plus tard, imprimant à la surface cutanée une série de petits chocs électriques propres à réveiller son indolence.

Ici l'action électrique de la Hount Caoute, peu minéralisée, mais renfermant des éléments minéraux stimulants, comme le fer, l'arsenic, le cobalt et le tellure, qui y ont été trouvés par le Dr Garrigou, est véritablement toute puissante pour provoquer la contraction des nerfs vaso-moteurs. Elle n'excite pas comme certaines eaux trop sulfureuses, ou chlorurées sodiques et salines, trop fortes ; la réaction est moyenne, et on ne craint pas de provoquer des accidents hyperesthésiques, chez certaines personnes trop impressionnables et trop nerveuses.

Après cette légère stimulation par les douches de la Hount-Caoute, il faut employer la sédation par le Bouridé, souvent dans la même journée. Douche le matin, bain le soir. Le bain du Bouridé, pris seulement pendant 25 à 30 minutes, dilate la peau et ses pores qui avaient été contractés par l'eau stimulante. Cette alternance de contraction et de dilatations successives, cet effet à la fois mécanique et chimique des deux eaux rétablit l'action physiologique normale de l'enveloppe cutanée, réveille l'action nerveuse, et imprime des mouvements dermiques, qui ramènent définitivement la circulation capillaire et colorent les téguments. L'afflux du sang dans les petits vaisseaux de la peau dilatés après avoir été contractés, fait disparaître les tons verdâtres et ramène la coloration rosée extérieure.

Oui, dans ces circonstances, et nous ne saurions trop le répéter, l'hydrothérapie ainsi appliquée est le meilleur de tous les traitements : elle a une action névrosthénique plus efficace que les martiaux et les toniques généralement employés, dont souvent l'organisme est sursaturé.

En agissant directement sur la peau l'eau minérale annule certaines causes dépressives d'origines multiples ; par sa seule tonicité propre et par ses effets électriques elle augmente la résistance vitale par voie directe ou indirecte reflexe. L'eau de la Hount-Caoute, sulfatée calcique, arsénicale, ferrugineuse, agit comme un tonique névrosthénique, en allant réveiller cet admirable réseau nerveux, cérébro-spinal et sympathique qui se trouvait engourdi par une cause inconnue, et qui retrouve son activité physiologique suspendue ou déviée pathologiquement.

Nous avons à Capvern, grâce à la présence de nos deux sources à propriétés opposées, deux moyens excellents d'action efficace contre les différentes espèces de chloroses : la *Hount-Caoute* en bains, douches, boisson, comme stimulation générale lorsqu'il y a anémie avec chlorose, sans accidents nerveux hystériques ou autres ; le *Bouridé* en bains sédatifs plus ou moins prolongés dans les chloroses sans anémie, à forme nerveuse ou névralgique avec ou sans hystéricisme.

Ces deux sources peuvent être employées simultanément et avec alternance, suivant les besoins, dans les cas mixtes.

Et avec cela, coïncidant et concordant avec les deux moyens hydrominéraux, l'air pur, salubre de la région montagneuse dont l'altitude moyenne ne produit pas le matin et le soir, des écarts thermométriques trop violents, comme cela se voit à Barèges, à Cauterets et dans quelques stations un peu élevées. Les exercices variés et modérés de marches, de promenades et d'excursions viennent prêter leur concours précieux au traitement hydrothérapique, que l'on peut prolonger ou activer suivant l'intensité de la maladie ou l'amélioration qu'on voit se produire.

Un mois passé à Capvern, dans la montagne, en rayonnant à droite et à gauche, de Bagnères-de-Bigorre, à Bagnères-de-Luchon, fait plus pour le malade qu'une année de traitement à la ville, par le fer, le quinquina, les toniques, les antispasmodiques, etc. Ce déplacement sera surtout utile aux pauvres gens, qui, par suite du séjour à l'hôpital, où les malades des deux sexes manquant d'air et d'exercice suffisant, se trouvent dans des conditions hygiéniques défectueuses, s'anémient presque forcément et restent plus longtemps sous la menace des manifestations nerveuses.

Nous ne voulons pas insister ici sur la description d'observations de chloroses plus ou moins probantes ; la lecture en serait longue et peut-être fastidieuse, nous préférons y suppléer par une affirmation convaincue de l'excellence de nos moyens hydrothérapiques dans les affections dont nous venons de parler.

De quelques autres maladies nerveuses suscep-
tibles d'être guéries par les bains du Bouridé.

————

HYSTÉRIES.

Nous allons examiner quelques cas pathologiques d'affections nerveuses qui nous semblent avantageusement
modifiables par le traitement thermal à Capvern. Nous
empruntons ces cas à diverses cliniques contemporaines,
faites sous la direction de maîtres éminents, qui concluent
à l'emploi du traitement hydrothérapique pour l'amélioration ou la guérison des affections dont il est parlé.

Dans un article du *Journal de médecine et de chirurgie
pratique* (février 1883), M. le Dr Just-Lucas Championière
cite une clinique de M. le professeur Charcot, où 'ce
maître signale l'excellence du traitement hydrothérapique
dans certains cas d'hystérie, chez l'homme.

« Certains sujets, dit M. J.-L. Championnière, ont des
attaques présentant leurs quatre périodes comme on les
observe chez la femme : ils offrent ce que l'on appelle
des *points hystérogènes*, par la pression desquels on peut
faire cesser l'attaque. Ces points hystérogènes se retrou-
vent dans l'hystérie des deux sexes, comme on le voit
tantôt sur la tête, (*clou hystérique*), tantôt sur le thorax
ou ailleurs. On prend souvent ces attaques pour des
attaques épileptiformes, mais il n'en est rien. »

M. le professeur Charcot estime que ces affections
guérissent souvent en deux ou trois mois, que l'hydrothérapie, employée matin et soir, au moment même où

il y a menace d'attaque, réussit généralement, dans ces cas, seule ou associée à d'autres moyens généraux.

Nous sommes persuadé que les bains sédatifs du Bouridé, combinés avec les douches courtes, tempérées, répétées deux fois par jour sur l'enveloppe cutanée, en s'arrêtant quelques secondes sur les points douloureux signalés, de manière à les comprimer plus ou moins fortement par le choc liquide, en pluie ou à plein jet, suivant le degré de sensibilité de la personne affectée, rendraient, avec une médication générale simultanément appliquée, d'immenses services aux malades atteintes de ce genre d'hystérie.

M. Charcot ajoute que l'on pourrait modifier avantageusement par ces moyens la *paralysie agitante*, le *tremblement sénile*, lorsque l'électricité n'a pas réussi ou que le malade ne peut plus la supporter.

Nous ajouterons à cette énumération l'*aphonie nerveuse*, certains spasmes, produits soit de l'anesthésie, soit de l'hyperesthésie du larynx. Le Docteur Charcot cite une observation intéressante de ce cas, avec manifestation hystérique, où les différentes ressources de la thérapeutique avaient échoué (*vésicatoires, pointes de feu sur la colonne vertébrale, métallo-thérapie, aimants, etc.*), 'où la santé fut ramenée par l'hydrothérapie mixte administrée comme nous l'avons indiqué plus haut. (CHARCOT, *Cliniques de la Salpêtrière.*)

Les *spasmes de la glotte*, qui se manifestent quelquefois par ce singulier phénomène qu'on appelle *aboiement*, tiennent le plus souvent de l'hystérie.

Ce sont ces névroses hystériques qui amènent parfois un rétrécissement spasmodique de l'œsophage, avec de l'aphonie, une toux rauque, etc., manifestations nerveuses contre laquelle la médication antispasmodique n'a guère de prise.

Nous avons observé un de ces cas, à Pau, pendant l'hiver de 1882 ; nous avons pu obtenir la guérison avec du bromure de potassium en lavements, des bains calmants et des douches tempérées. L'attaque avait commencé par des vomissements sous l'influence de la compression ovarienne ; la personne malade était dans la période de la ménopause.

Nous pouvons ajouter à ces divers cas, les cas suivants toujours tirés de la clinique de M. le professeur Charcot, et consignés dans le *Journal de Médecine et de Chirurgie pratiques*, de M. J.-L. Championnière, (6 janvier 1883).

Chorée essentielle avec coordination des mouvements de la jambe et de la cuisse, symptômes que n'avaient pu modifier suffisamment le bromure de potassium et l'arséniate de soude longtemps administrés. Les bains sédatifs ramenèrent la coordination des mouvements et firent cesser la jactitation.

Delirium tremens simple, sans affaiblissement intellectuel ou trophique, attribué à l'alcool.

Mouvements saccadés convulsifs et choréiformes, chez un enfant.

Eternuements spasmodiques par trouble fonctionnel, nerveux, intestinal, avec châtouillement du nez et contraction du diaphragme.

Hystérie chez l'homme avec forme convulsive ou non convulsive : pleurs, sanglots, urines nerveuses, claires et abondantes.

Contractures et coxalgie hystérique. Formes choréiques, somnambuliques extatiques, cataleptiques et démoniaques (si elles existaient, possédés).

Nervosisme prononcé à la suite de l'abus du tabac. Vertiges, constriction de la tête, douleurs rachidiennes, incertitude dans la marche, tremblement en écrivant.

Ce cas a été guéri par l'hydrothérapie et l'électricité. Nous en avons vu un cas semblable à Capvern (1880), qui a été rapidement amélioré par l'emploi alterné des deux sources.

Hystérie infantile, etc., etc.

M. Charcot fait une remarque importante et sur laquelle le médecin devra porter son attention; c'est que [si les phénomènes hystériformes étaient sous la dépendance de la tuberculose, il faudrait se défier de l'hydrothérapie.

Nous répugnons également à employer ce moyen lorsque des accidents nerveux sont liés à une affection organique du cœur; nous n'exceptons que les palpitations nerveuses.

Sera toujours modifiée avantageusement par le traitement hydro-minéral sédatif, l'*hémianesthésie hystérique*, liée à une hyperesthésie ovarienne, sensitive ou sensorielle, affection qui, si elle est négligée, peut amener le malade à l'anesthésie totale, et qui est presque toujours rebelle à tous les traitements (emploi des métaux, de l'aimant, de l'électricité statique, etc.).

Les bains du Bouridé seront encore utiles dans les *hémorrhagies menstruelles* excessives qui sont sous la dépendance d'un état nerveux de l'utérus, et qui après avoir défié tous les traitements disparaissent un beau jour sans cause, et font place à des convulsions nettement hystériques.

Dans certaines formes de l'hystérie qui sont sous la dépendance d'affections chroniques diverses. Ainsi, douleurs des ovaires, qui engendrent des troubles de la sensibilité ou de la motilité, de l'anesthésie ou de l'hémianesthésie droite ou gauche.

A la suite d'affections inflammatoires de l'utérus, des accidents hystériques se montrent, s'accompagnant d'une manière intermittente de spasmes et de convulsions locales.

On voit les mêmes symptômes se manifester à la suite de *Cystite* du Col, de *vaginisme* ou plutôt de *vulvisme*, cas plus fréquent qu'on ne le pense, entretenu par une leucorrhée persistante.

L'immersion prolongée dans les bains calmants et l'exercice modéré au grand air sont éminemment propres à modifier favorablement ces états nerveux, symptomatiques d'une affection locale, récente ou ancienne.

La *gastralgie hystérique* si commune et liée à l'*ovaralgie* ou l'hyperesthésie ovarienne nous paraît aussi devoir être combattue par ce moyen.

Nous avons soigné en 1881 une dame de Pau, atteinte d'anémie et d'anorexie presque complète, avec vomissements qui duraient depuis plus d'une année. Cette dame arriva à Capvern au mois de juillet, pâle, amaigrie. Elle ne mangeait presque plus et rejetait les aliments deux fois par jour. On la croyait atteinte, elle-même aussi, d'un cancer de l'estomac. Vingt jours de traitement hydrothérapique arrêtèrent les vomissements. Ce traitement consistait en bains du Bouridé, deux ou trois verres par jour de l'eau de la Hount-Caoute, quelques douches de courte durée et tièdes, et des marches le plus possible au grand air, malgré la fatigue et la faiblesse du sujet chez qui l'exercice de la promenade était pénible à cause des douleurs ovariennes. Ces douleurs cessèrent et nous eûmes le plaisir de revoir cette dame à Pau, trois mois après. Elle ne vomissait plus, la face était plus colorée, l'assimilation se faisait mieux ; elle avait augmenté en poids et en force, et n'était plus tourmentée autant par les spasmes de l'œsophage et les douleurs gastralgiques. Au moment où nous écrivons ces lignes (1883) elle continue à aller assez bien.

Les maux de tête violents sont très souvent liés à un état congestif de l'utérus. Chez la femme, c'est presque toujours la matrice qui est en jeu, et c'est sur cet organe qu'il faut porter son attention. Il ne faut pas hésiter dans des cas semblables à envoyer au Bouridé les personnes à migraines et à spasmes nerveux, qu'elles soient ou non chlorotiques, pourvu toutefois qu'elles n'aient point de maladies de poitrine ou du cœur.

Nous arrêtons ici cette revue extraite des cliniques de M. le professeur Charcot, qui pense que tous ces divers cas et autres analogues peuvent être guéris ou améliorés par l'hydrothérapie.

Examinons encore quelques spécimens d'autres affections nerveuses que nous croyons justiciables du Bouridé.

Paralysies, ataxies locomotrices, diabète, névralgies, dyspepsies.

———

PARALYSIES.

On retirera aussi un grand avantage des eaux de Capvern, en joignant l'usage des douches de la fontaine chaude (*Hount-Caoute*) à celui des bains du Bouridé, dans certains cas de paralysies ou de demi-paralysies survenant à la suite de douleurs rhumatismales, soit que les phénomènes parétiques soient douloureux, soit qu'il n'y ait point de douleurs névralgiques.

Ainsi, quelques personnes éprouvent des douleurs dans les membres supérieurs ou inférieurs, ou dans tous à la fois. Le Dr Ticier en a cité quelques cas. C'est un symptôme constant de début de paraplégie, ou d'hémiplégie, ou de monoplégie. Ces accidents névralgiques peuvent survenir à la suite de rhumatisme, ou bien après un refroidissement, une marche forcée, etc.

Si le médecin observe bien, il constatera des troubles dans la motilité qui persisteront pendant quinze jours ou trois semaines, et disparaîtront après un violent accès de fièvre, pour revenir plus tard.

Il faut surveiller ces états maladifs, qui, bien qu'intermittents, sont souvent le prélude d'attaques futures de paralysie, et il est indispensable de les conjurer par un traitement thermal, à la fois calmant les douleurs par des bains sédatifs, et tonifiant la fibre musculaire et la peau par des douches légèrement stimulantes, plus efficaces que l'électricité souvent appliquée avec trop de force, et pouvant augmenter les douleurs.

Nous avons réussi à soulager à Capvern quelques personnes qui présentaient ces phénomènes déjà bien déterminés et qui sans le traitement hydrominéral auraient peut être été paralysées a courte échéance.

En général, ou ne se baigne pas assez ; les habitants des campagnes, eux, ne se baignent pas du tout ; quant à ceux des villes, ils négligent vraiment trop ces précautions hygiéniques qui auraient pour résultat de calmer l'élément nerveux, surtout chez les personnes du sexe masculin, qui boivent des alcools et des boissons excitantes de toute espèce. Les hommes se baignent encore moins que les femmes, et c'est un tort. Aussi chez eux, voit-on, depuis une vingtaine d'années, avec la tension de l'intellect, se produire des affections bizarres, qui peuvent amener à la paralysie générale progressive, et qui, en attendant l'éclosion fatale des accidents graves, offrent une série de phénomènes qui font leur désespoir et celui des médecins.

La source du Bouridé est tout indiquée dans ces circonstances. Elle peut s'appliquer en bains tièdes ou presque frais, suivant les cas, en douches rectales et vaginales de 33 degrés qu'on peut prolonger assez longtemps et qui produisent toujours un soulagement marqué et une sédation du système nerveux local ou général.

La Hount-Caoute peut joindre son action en auxiliaire puissante et stimuler légèrement l'organisme, si la médication sédative l'avait un peu déprimé. C'est au médecin à graduer l'alternance en fréquence et en durée, de ces deux moyens hydrothérapiques, suivant la complexion du sujet, son âge, sa force de constitution, les symptômes qu'il présente dans les manifestations maladives, etc., etc. Ils peuvent produire des résultats inespérés, surtout si l'on sait les combiner adroitement avec un exercice modéré, qui, mettant en jeu toutes les

forces musculaires , tendra à déplacer l'hyperesthésie
sensitive au profit des nerfs moteurs.

C'est là, nous le croyons, tout le secret de l'action
hydro-aéro-thérapique : l'affaiblissement de l'excitation
sensitive ou sensorielle par le développement de l'activité
nerveuse, motrice et cutanée. Il en résulte une cessation
de l'*amyosthénie* ou faiblesse des fibres musculaires, régularisation et équilibre dans le cours des fluides nerveux
et sanguins ; disparition de ces bouffées de chaleur
intermittentes, suivies de frissons et de manifestations
affectives du corps et de l'âme.

ATAXIES LOCOMOTRICES.

Ces affections, ainsi que toutes celles où il y a, comme
dans l'ataxie, des troubles vaso-moteurs, gagnent à être
soumises au traitement hydrothérapique. Ainsi, dans le
tabes sensitif, dans les *scléroses médullaires* , dans les
douleurs fulgurantes des membres ; dans les *gastrorrhées*,
dans les *sialorrhées*, dans ces cas de *hémisudation* signalés
par Vulpian, où un côté du corps transpire, tandis que
l'autre reste sec; dans tous les cas, en un mot, où l'on
peut craindre une affection du bulbe, de la moëlle allon-
gée, ou des cordons latéraux de la moëlle, etc., etc.,
Capvern sera utile.

DIABÈTE.

Les résultats du traitement hydro-minéral des diverses
sortes de diabète à Capvern, sont connus depuis longtemps. Nous avons publié en 1881, sur ce sujet un travail
où nous avons montré l'inffluence heureuse de l'eau de
la Hount-Caoute sur la glycosurie, la diminution rapide
et l'élimination du sucre excrété; la tonification générale
éprouvée par le malade au milieu de l'air si vivifiant
du climat de la localité; la cessation et l'atténuation

des douleurs névralgiques particulières au diabète à l'aide des bains du Bouridé, etc. Nous n'avons pas à y revenir.

Nous en reparlons ici, parce que nous considérons le Diabète comme une affection essentiellement nerveuse, au même titre que la chlorose. La plupart du temps cette maladie a son siége dans le bulbe, dont l'activité nerveuse est amoindrie, et comme les paralysies, elle est surtout justiciable de l'hydro-thérapie mixte.

Les diabétiques gras et jeunes peuvent aller à Vichy et à Vals et se mettre sous l'influence des alcalins ; mais les diabétiques maigres, âgés et usés ne doivent plus user des eaux carbo-sodiques. Comme ils sont générale- lement anémiés et sujets à des névralgies symétriques douloureuses, ils sont obligés d'avoir recours à l'action reconstituante des douches et de l'eau en boisson de la Hount-Caoute, réservant l'emploi des bains du Bouridé très rarement administrés, dans le cas où les douleurs seraient intolérables.

Dans ces cas de diabète avec anémie, les eaux sulfa- tées calciques l'emportent sur les eaux alcalines, comme dans tous les cas où il y a anesthésie des nerfs pro- venant du grand sympathique. Dans le diabète, en effet, les nerfs de la vie involontaire, les plexus solaire, cœliaque, le nerf pneumo-gastrique, etc., sont affaiblis, usés. Leur action est à demi paralysée ; il y a des troubles fonctionnels trophiques, ralentissement de la circulation, de la respiration, de la digestion, etc., trou- bles qui ne peuvent être modifiés d'une manière favo- rable que par l'action tonique d'une eau légèrement électrisante et d'un air oxygéné et ozonisé que l'on trouve surtout dans la montagne et notamment sur le plateau de Lannemezan, voisin de Capvern. Il faut tou- jours redouter pour les diabètiques, chez lesquels le bulbe est ordinairement malade, des attaques de coma qui peuvent les emporter en 48 heures, et la gangrène des orteils. Ces deux symptômes se montrent chez les diabètiques qui ne sont pas suffisamment soumis à une oxygénation convenable et à une électrisation presque indispensable. Les vieux diabètiques ne doivent pas hésiter à se déplacer tous les ans pendant un mois ou six semaines pour se soumettre au traitement hydro-aéro-thérapique par les eaux sulfatées calciques, et non par les eaux alcalines.

Ce temps suffit généralement pour redonner aux muqueuses et à la peau un surcroît d'énergie vitale ; la circulation augmentée de tout ce système cutané est une dérivation extrêmement favorable qui diminue d'autant l'engorgement du foie et par conséquent sa disposition glycogénique.

Depuis douze ou quinze ans, on voit arriver tous les étés à Capvern et surtout au mois de mai et en octobre, beaucoup de diabètiques qui entretiennent leurs forces vitales par une hématose vigoureuse, bien différente de celle du séjour des villes où l'air est confiné et atonique. Ils laissent leur sucre dans la montagne d'où ils rapportent des chances de longévité.

NÉVRALGIES.

Toutes les névralgies sont ordinairement calmées par les bains du Bouridé. On peut lire dans l'ouvrage du Dr Ticier, un certain nombre de cas de *névralgies sciatiques*, *trifaciales*, etc., guéries par les bains sédatifs. Nous ne parlerons que d'une espèce de névralgie que nous observons fréquemment à Capvern, tant chez l'homme que chez la femme. C'est la *névralgie* vésicale, symptôme souvent concomitant d'une affection des reins, d'un catarrhe vésical ou de la gravelle.

La névralgie vésicale peut être essentielle, ce qui est discuté, ou le plus fréquemment symptomatique d'affections de la vessie plus ou moins prononcées, et c'est souvent la contracture du col qui occasionne, surtout les souffrances.

Ainsi, la névralgie vésicale se voit chez des sujets atteints de quelque affection légère de la prostate, cystite chronique ou hypertrophie peu développée, et chez qui le phénomène douleur occupe le premier rang. Chez ces sujets, l'urine a gardé sa limpidité ou ne l'a perdue que fort peu ; la miction même est à peu près régulière, mais la douleur persiste avec des exacerbations ou des rémissions plus ou moins complètes. Tantôt, c'est une douleur sourde, rétro-pubienne, s'exaspérant sous l'influence de la marche, de la station verticale prolongée, s'apaisant dans la position horizontale, tantôt ce sont des élancements aigus qui se transmettent jusqu'au bout du gland, et chez la femme vers les parties de la vulve, voisines du méat urinaire, et qui envoient des irradiations vers l'aîne, les membres inférieurs, le coccyx, l'anus.

Cette névralgie est douloureuse, pénible, elle se manifeste par crises séparées, par des intervalles plus ou moins longs et se réveillant par quelque circonstance déterminante, un changement de temps, l'action du froid ou de l'humidité, un coït, un excès de table, une fatigue ou une impression morale, etc.

Nous avons eu occasion de traiter à Capvern un certain nombre de ces cas de névralgies vésicales, contre lesquelles on avait employé les antispasmodiques et les anti-névralgiques, sulfate de quinine, narcotiques en frictions, suppositoires, injections sous-cutanées, etc.; et nous les avons toujours soulagées par les bains du Bouridé à température peu élevée ; les lavements un peu frais, les douches anales et périnéales, et les soins d'hygiène générale qui ont été un peu prépondérants dans le traitement de ces sortes de névralgies. Mais cette médication exige une grande persévérance et doit être prolongée au moins pendant trente jours.

Gastralgies, Dyspepsies flatulentes, Dyspepsies à crises nerveuses.

Ces affections, souvent douloureuses, provenant de fatigue stomacale, soit sous l'influence d'excès antérieurs de boisson et de nourriture, soit de peines, de chagrins, de soucis ou de contention d'esprit, par excès de travail, sont bien améliorées par le traitement thermal à Capvern. Nous en voyons venir tous les étés de nombreux spécimens.

Ce genre de maladie peut provenir de l'excès de vitalité de l'estomac, parce que la vascularisation de la muqueuse est trop grande : il y a alors hyperesthésie de l'organe. Mais la dyspepsie et la gastralgie peuvent être occasionnées par l'état opposé, c'est-à-dire par l'anesthésie de la muqueuse qui est pâle et dont l'innervation est affaiblie ainsi que la circulation. C'est dans ces cas que le traitement thermal mixte et combiné réussit. Les bains du Bouridé, par leur action sédative, régularisent l'action nerveuse du grand sympathique et du pneumo-gastrique et la calment ; ils font cesser les éructations, les vomissements, les rapports nidoreux, tandis que l'eau de la Hount-Caoute, administrée d'abord en petite quantité, d'abord avec du sirop d'écorces d'oranges amères, puis seule, et en plus grande quantité si la dyspepsie est asthénique, réveille la tonicité de la muqueuse stomacale, conjure la formation des gaz et dissipe le ballonnement. La douche mitigée et tempérée, l'exercice au grand air viennent en même temps imprimer une révulsion sur le système cutané et musculaire ; l'organisme tout entier se calme et se fortifie, et la digestion devient excellente.

Nous indiquerons encore l'usage des bains du Bouridé

dans les pertes séminales, quand elles sont occasionnées par l'érethisme nerveux génital. Ils réussiront aussi dans ces excitations génétiques qu'on appelle *priapisme*, satyriasis, nymphomanie, etc., que nous signalons en passant.

Maladies scolaires.

Il existe une série de petits accidents nerveux que l'on observe depuis quelque temps chez les jeunes garçons internés dans les lycées et les colléges. On les a désignés sous le nom de *maladies scolaires*. Obligés d'être enfermés douze ou treize heures dans des classes ou salles d'études, cachots de discipline, etc., ces jeunes gens font peu de mouvements , même en récréation , et ne sont pas suffisamment exercés à la gymnastique *pulmonaire*. Il en résulte chez certains des *maux de tête*, de l'anémie, une espèce de fièvre que l'on pourrait appeler *scolaire*, de la *myopie*, et d'autres accidents particuliers de nervosisme.

C'est chez ses enfants que la nécessité d'un séjour dans la montagne s'impose ; il est indispensable de leur faire faire un traitement hydrothérapique, entremêlé de promenades et de marches un peu fatigantes dans un pays accidenté. Capvern est tout indiqué à cause de sa situation.

Nous arrêterons ici cette nomenclature et ces exemples d'affections nerveuses et névralgiques susceptibles d'être amendés par l'hydrothérapie. Nous ajouterons que toutes ces modifications heureuses , d'un organisme nerveux malade, peuvent être, à la vérité, acquises par l'emploi du traitement hydro-minéral, appliqué méthodiquement dans bon nombre de stations thermales.

Nous ne prétendons pas que les sources de Capvern aient le monopole de la cure des névropathies et des diverses maladies nerveuses. Les eaux de Bagnères-de-Bigorre, le groupe des eaux faibles de Cauterets (*Le Bois*,

Rieumiset, etc.), les eaux de Lamalou-le-Centre, etc., et d'autres sources des Pyrénées, que nous ne nommerons pas, peuvent certes amender favorablement bien des états névropathiques. Les eaux qui ne sont point minérales même, comme on les emploie dans les grands établissements ou instituts hydrothérapiques de Paris, de Bordeaux, de Toulouse, de Marseille, etc., et autres grandes villes, produisent souvent de bons et d'excellents effets. Nous avons même à Pau, où nous habitons, un établissement hydrothérapique créé tout récemment, où toutes les ressources balnéaires ont été réunies à la grande satisfaction des malades et des médecins. Cet établissement a déjà rendu de grands services aux uns et aux autres; il est appelé à en rendre encore et nous ne saurions trop engager certains malades que nous avons pu traiter à Capvern, à continuer un traitement par les douches d'eau ordinaire à défaut d'eau minérale, en attendant le retour de la saison qui pourra les appeler dans la montagne.

Mais si nous insistons tout particulièrement pour le traitement à Capvern, c'est parce que nous croyons que cette station offre un avantage de plus que bien d'autres : cet avantage, c'est la réunion sur un même point des deux sources à propriétés opposées, sources situées à peu de distance et que l'on a pour ainsi dire sous la main ; c'est aussi leur peu de thermalité qui les rend moins excitantes et peu dangereuses ; c'est l'air pur qui vient de soixante lieues à la ronde, arrivant de la montagne et n'apportant point, comme à Vichy, des émanations d'industries voisines, plus ou moins délétères et impures ; c'est l'altitude moyenne de la station (500 mètres), ce qui permet aux personnes délicates d'y séjourner plus longtemps qu'on ne pourrait le faire à Cauterets, à Barèges, aux Eaux-Chaudes, etc. C'est l'éloignement des glaciers et des sommets neigeux qui permet aux malades nerveux et impressionnables d'y stationner depuis mai jusqu'en novembre, en sorte que l'aérothérapie y est plus favorable que dans des altitudes un peu plus élevées, ou un peu trop basses.

C'est dans ce milieu et avec l'aide de ces eaux faiblement minéralisées données *intùs* et *extrà* que l'on peut se rapprocher davantage de l'action sédative et tonique que produit sur les affections nerveuses le sulfate de quinine, ainsi que l'a démontré dans un ouvrage récent, notre très-distingué confrère, le Dr Duboué, de Pau. (¹)

Cet éminent praticien a démontré « que lorsque les eaux sont bien appliquées, elles produisent comme le sulfate de quinine et peut-être mieux que ce médicament qui délabre souvent l'estomac ou cause des vertiges, elles produisent, disons-nous, dans les affections nerveuses, comme la quinine dans les fièvres : 1º une action *sédative* ; 2º une action *excito-motrice*, c'est-à-dire une diminution de la sensibilité ou de l'action des nerfs sensitifs ; 3º une augmentation ou excitation des contractions musculaires générales qui sont provoquées ou rétablies ; d'où retour aux phénomènes physiologiques normaux et disparition des phénomènes physiologiques pathologiques. »

Le traitement thermal simple a encore l'avantage de reposer l'organisme de la fatigue que lui auront fait éprouver les divers médicaments auxquels on l'aura soumis depuis longtemps, de les chasser et de les éliminer quand le malade en aura été saturé. Il conviendra mieux certainement comme sédatif, hypnotique et tonique général, que le bromure de potassium, dont on a de la tendance à abuser, qui détermine l'affaiblissement cérébral, donne des vertiges, de la titubation et assombrit le caractère.

Nous terminons ici cette étude qui n'a pas la prétention d'être un traité des maladies nerveuses. Notre intention

---

(1) Etude comparée du médicament, par le Dr Duboué, membre correspondant de l'Académie de médecine de Paris, 1881.

a été seulement de retracer ce que nous avons pu remar-
quer d'utile et d'intéressant pour la guérison de certaines
névroses et névropathies, et d'indiquer par analogie quels
sont les cas qui pourraient être très-avantageusement
modifiés par un traitement thermal à Capvern. Nous
avons également cherché à indiquer quelques moyens
propres à prévenir ces sortes d'affections.

Bien des maladies nerveuses ont été passées sous
silence, nous nous sommes borné à présenter des types.

Qu'on nous pardonne donc ce travail incomplet,
MM. les docteurs Tailhade et Ticier avaient répété tous
deux que la clinique du Bouridé était encore à faire;
nous avons essayé d'apporter une pierre à l'édifice, qui
sera sans doute continué, nous l'espérons, par nous et
par d'autres confrères. Si ces derniers trouvent dans
cette étude quelques indications utiles, nous n'aurons
pas complètement perdu notre temps.

TABLE DES MATIÈRES

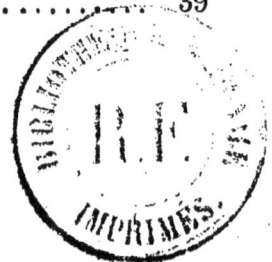

Pau, impr. Vignancour. — F, Lalheugue, impr.

203

www.ingramcontent.com/pod-product-compliance
Lightning Source LLC
Chambersburg PA
CBHW070822210326
41520CB00011B/2064